AF376050

DE LA

LUXATION EXTRA-CORACOÏDIENNE

DE L'ÉPAULE

LUXATION EN HAUT DES AUTEURS

SUS-CORACOÏDIENNE DE MALGAIGNE

PAR

Charles PELLIER,

Docteur en médecine de la Faculté de Paris.
Ancien externe des hôpitaux
(Médaille de bronze).

PARIS

LIBRAIRIE MÉDICALE HENRI REY

14, RUE MONSIEUR-LE-PRINCE, 14

1878

A LA MEMOIRE DE MA GRAND'MÈRE

ET DE MON PÈRE

—————

A MA MÈRE ET A MA SŒUR

A M. LE PROFESSEUR VERNEUIL

Chirurgien de l'hôpital de la Pitié, etc.

A MES MAITRES DANS LES HOPITAUX :

M. ARCHAMBAULT

Médecin de l'hôpital des Enfants-Malades,
Chevalier de la Légion d'honneur.

M. G. SÉE

Professeur de clinique médicale à la Faculté de médecine de Paris,
Chevalier de la légion d'honneur.

M. S. DUPLAY

Chirurgien de l'hôpital Saint-Louis,
Chevalier de la Légion d'honneur.

M. BUCQUOY

Médecin de l'hôpital Cochin,
Chevalier de la Légion d'honneur.

DE LA

LUXATION EXTRA-CORACOIDIENNE

DE L'ÉPAULE

LUXATION EN HAUT DES AUTEURS

EXTRA-CORACOIDIENNE DE MALGAIGNE

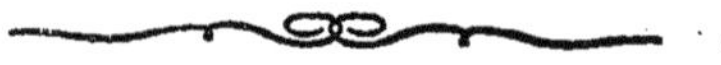

CHAPITRE I.

INTRODUCTION ET HISTORIQUE.

La luxation en haut de l'épaule ne nous paraît pas aussi rare que le ferait croire la pénurie des observations. Il nous a été donné d'en voir deux cas dans l'espace de 4 mois; l'un à l'hôpital de la Pitié dans le service de M. le professeur Verneuil, l'autre à l'hôpital Saint-Antoine dans celui de M. Ledentu, qui a eu l'obligeance de nous le laisser examiner et publier.

M. Panas a rencontré l'an dernier un exemple de cette luxation chez un malade qui était entré à l'hôpital Lariboisière pour une autre affection, mais dont l'observation n'a pas été prise.

M. Verneuil nous a engagé à recueillir le fait qui s'offrait à sa clinique pour en faire le sujet de notre thèse, et nous saisissons ici l'occasion de lui exprimer nos remercîments pour ce nouveau temoignage de la bienveillance qu'il nous a plusieurs fois accordée.

Nous n'avons pas l'intention de faire entrer dans un même cadre tout ce qui a été décrit sous le nom de déplacement en haut de l'humérus. Il convient, en effet, de faire un choix parmi les observations et d'éliminer celles où le traumatisme n'est pas la seule cause à invoquer. Nous en rapporterons plusieurs, dont quelques-unes ont déjà subi la critique et ne sont pas, nous devons le dire, absolument concluantes, dans le but de faciliter la lecture et la discussion de divers points de notre travail.

Historique. — Boyer niait l'existence de la luxation en haut, disant qu'elle n'est possible qu'à la condition de supposer une fracture de l'acromion et de l'apophyse coracoïde. — A. Cooper (1) a parlé de luxation incomplète en haut, la tête restant au-dessous du ligament, une portion même au-dessous de l'apophyse coracoïde, mais les auteurs s'accordent à les ranger dans les variétés sous-coracoïdiennes incomplètes.

L'observation de Laugier (Archives de médecine, juin 1834) est la première, en réalité, qui ait fixé l'attention des chirurgiens. Rangée par les uns dans la classe des ar-

____

(1) Œuvres chirurgicales, traduction française, 1837.

thrites à la suite d'une entorse ou dans celle des luxations pathologiques (Malgaigne) elle est au contraire regardée par d'autres (Panas, Dict. de médecine et de chirurgie, t. XIII) comme le type de la luxation traumatique en haut. Smée, Potter (The lancet 1845), Smith, ont disséqué des épaules où le déplacement partiel en haut, comme ils l'appelaient, se rapporte d'après leurs descriptions manifestement à des luxations pathologiques.

En 1848 (Revue médico-chirurgicale), Avrard de la Rochelle publie l'observation citée à nos dernières pages.C'est dans le même recueil, t. V, 1849, qu'on retrouve l'observation de Malgaigne.

Il faut arriver à l'année 1858, où les bulletins de la Société de chirurgie reproduisent une observation de M.Chassaignac et le rapport de Morel-Lavallée, au sujet du mémoire de Bourguet, d'Aix, qui, bien que peu concluant dans ses parties, n'en a pas moins obtenu dans son ensemble l'approbation de la Société.

La même année (mars 1858), Holmes lit à la Société de chirurgie de Londres une observation avec autopsie, observation par conséquent des plus complètes, à laquelle nous ferons plusieurs emprunts. La pièce est déposée au musée de Saint-Georges hôpital. Après avoir rappelé le cas de Malgaigne, Holmes cite une observation qu'il doit à Prescott-Hewelt et que ce chirurgien aurait recueillie quelques années auparavant.

A partir de cette date, nos recherches ont été peu fructueuses, tant dans les recueils français qu'étrangers. Nous ne disons rien d'une luxation congénitale observée par M. Jules Guérin chez un fœtus symèle, puisque le déplacement en haut était en même temps en dehors de l'acromion.

Vers 1868, Denonvilliers en observa un cas à la Charité.

Sans en reproduire de nouvel exemple, M. Panas le joint à ceux de Laugier et de Malgaigne dans son article du Dictionnaire de médecine et de chirurgie pratiques, t. XIII, où deux pages sont consacrées à la luxation en haut sous le titre : De la luxation sus-glénoïdienne.

M. B. Anger (1), dans un chapitre intitulé : Dislocation sus-coracoïdienne, dit l'avoir produite expérimentalement et il y joint une belle planche qu'on trouve reproduite dans d'autres ouvrages : celui de Follin et Duplay (2).

Ces auteurs, en effet, décrivent la luxation en haut à côté des autres variétés, disant qu'elle mérite de figurer dans les classifications (3).

On peut lire (*The lancet*, 29 mai, P. I, p. 759—1875) une discussion devant la Société de chirurgie de Londres, au sujet de pièces anatomiques de luxation partielle, présentées par Edmond Owen et qui ont rappelé celles d'A. Cooper et surtout de Soden (on displacement of the bicipital tendon). A cette même page il est dit que deux exemples de luxation incomplète en haut auraient été nettement observés par Hamilton d'une part et Gay et Hutchinson de l'autre.

Enfin une observation très-complète de luxation en haut a été lue par M. Busch à la séance du 4e congrès chirurgical allemand en 1876; nous devons à l'obligeance de M. Berger, professeur agrégé, de l'avoir retrouvée dans les Archives de clinique chirurgicale de Langenbeck.

Non-seulement les auteurs rapportent à peine d'exemple de la luxation en haut; mais ils en nient presque la possibilité, ou du moins ils la considèrent comme excep-

<hr>

(1) Traité iconographique des maladies chirurgicales, 1866.
(2) Traité de pathologie externe, t. III, p. 257, fig. 54.
(3) Page 252, loc. cit.

tionnelle, et non comme une variété clinique dont il soit utile de s'occuper. (Nélaton, Fano, Richet, Gosselin, Tillaux). — La luxation en haut, dit Sédillot (1), est unanimement regardée comme impossible et cependant on a ainsi nommé une espèce de déplacement secondaire qui jette la plus grande obscurité. Et plus loin : « L'acromion et l'apophyse coracoïde fussent-ils fracturés simultanément, comme j'en possède un exemple, la luxation trouverait encore un obstacle insurmontable, aussi n'a-t-elle jamais été observée; puis en note : « *Il ne paraîtrait pas impossible, que dans une chute sur le coude, la tête humérale* poussée contre l'apophyse ne la fracturât et ne se luxât directement en haut, mais je ne sache pas qu'on l'ait observée. Malgaigne a décrit un déplacement sus coracoïdien. Serait-ce la luxation en haut d'Hippocrate. »

Nélaton (Traité de pathologie, t. III), dans un chapitre intitulé : Variétés de luxation de l'épaule, cite l'observation de Laugier, à laquelle le nom de *luxation par rotation* conviendrait mieux, d'après lui, que luxation en haut. Quant à celle de Malgaigne, dit-il, la déchirure du deltoïde suffit amplement pour expliquer l'exagération du déplacement, et avant d'admettre une nouvelle variété de luxation de l'épaule, il serait bon d'attendre de nouveaux faits. — Les faits en mains, nous venons combler la lacune qu'indiquait Nélaton.

Pourquoi la dénomination d'extra-coracoïdienne. Mais tout d'abord il importe d'être bien fixé sur ce qu'on doit ʃentendre par luxation en haut. Avec les auteurs nous admettons que la luxation *directement en haut* est

____

(1) Contributions à la chirurgie, 1868, t. , p. 158.

impossible sans rupture de la voûte; avec beaucoup d'entre eux nous n'admettons que des luxations en avant et en arrière. La luxation directement en bas sans rupture du tendon tricipital n'est pas admissible (Panas).

La luxation en bas, dit Sédillot, dans laquelle la tête de l'humérus sortirait par le bord inférieur de la cavité glénoïde, est imaginaire, la sortie s'effectue en avant du tendon tricipital.

M. Lefort (1) n'admet que des luxations en avant et en arrière.

Les luxations en avant reconnaissent trois divisions d'après M. Panas.

I. La médio-glénoïdienne comprenant les variétés extra-coracoïdienne, sous-coracoïdienne et intra-coracoïdienne.

II. La sous-glénoïdienne comprenant la scapulaire et la costale.

III. La sus-glénoïdienne.

C'est cette dernière que nous décrivons; elle se fait *en avant et en haut* en dehors de l'apophyse coracoïde et pour cela nous l'appellerons *extra-coracoïdienne*. C'est la dénomination dont s'est servi M. Verneuil, dénomination que nous préférons à celle de sus-coracoïdienne pour les raisons suivantes: En effet, la tête humérale n'est pas positivement au-dessus de l'apophyse; si elle la dépasse un peu nous verrons qu'il en reste une portion au-dessous puisqu'elle mesure 5 centimètres dans son diamètre vertical.

En second lieu, d'après Malgaigne, il n'y a pas assez d'espace entre l'apophyse coracoïde et la cavité glénoïde, pour que la tête puisse y rester sans des désordres pathologiques, elle est alors encore située sous l'apophyse.

(1) Thèse Merlin, sur le traitement des luxations, 1876.

— M. Panas, dans sa description de la luxation extra-coracoïdienne, dit : « que le bec coracoïdien recouvre le quart à peu près de la tête, dont les trois autres quarts restent en dehors de cette apophyse. »

Enfin, Morel Lavallée, dans ses expérimentations, a vû « que la tête se porte naturellement vers le ligament de la voûte, qu'elle glisse de l'acromion et de l'apophyse coracoïde dans leur intervalle, plutôt que de se maintenir, comme on l'a prétendu, sur le bec coracoïdien (1).

De là nous concluons qu'il vaut mieux conserver le nom de sous-coracoïdienne incomplète des auteurs, pour le cas où la tête ayant une grande partie de sa sphère en dehors est cependant encore au-dessous du niveau de l'apophyse coracoïde, et réserver le nom d'extra-coracoïdienne pour celui où elle est tout-à-fait en dehors et remontée, en admettant même, si l'on veut, les variétés incomplète et complète.

CHAPITRE II.

Causes. — Il n'y a pas dans les considérations d'âge, de sexe, d'état anatomique du moignon de l'épaule, de prédisposition à cette variété de luxation.

L'action musculaire seule produit parfois des luxations et particulièrement les variétés sous-coracoïdiennes, mais nous n'avons trouvé que l'observation XI, où il soit

(1) Bulletin de la société de chirurgie, 1858.

signalé que des secousses convulsives aient pu amener un déplacement en haut.

La luxation en haut vraiment traumatique nous paraît produite, en général, par une cause indirecte : c'est à la suite d'une chute sur la main, sur le coude, dans certaines conditions sur lesquelles nous reviendrons au mécanisme, qu'on l'a observée, le bras par exemple étant dans l'extension forcée, cette condition a dû se trouver réalisée dans notre première observation. Elle peut résulter aussi d'un choc dirigé d'arrière en avant sur le bras au niveau de sa partie moyenne, ou plutôt à l'union du tiers moyen avec le tiers supérieur, comme la relation en est faite dans notre seconde observation ; ici, en effet, le choc a porté au niveau de la plaie contuse de la région sous-épineuse et par conséquent un peu au-dessous des tubérosités humérales, en sorte que c'est encore le même mode d'action indirect.

A l'inverse de beaucoup de luxations par cause indirecte qui ne peuvent devenir sous coracoïdiennes qu'à la condition que le bras soit dans l'abduction au moment de la chute, le déplacement se produit ici le bras accolé au corps ou seulement dans une légère abduction.

En somme, bien qu'à cet égard les commémoratifs fassent le plus souvent défaut, on conçoit aisément que la luxation ne peut résulter d'une action directe sur la tête, s'il ne s'y joint pas en outre une force tendant à la faire remonter. Pour les cas cependant où, comme dans celui de Malgaigue, la chute a lieu sur le moignon de l'épaule, on peut admettre que le coup ne porte pas directement sur la tête mais au-dessous à une distance plus ou moins éloignée, ou bien que le scapulum se déplace sous le poids du corps en basculant sur l'humérus (Panas).

Mécanisme, expériences. — Nous venons de voir que la luxation nous paraît résulter *dans la plupart* des cas d'une cause indirecte ; mais comment et d'après quel mécanisme agit cette cause? Telle est la question qu'il nous faut maintenant examiner.

Pénétrons en un mot plus profondément dans le mode d'action et voyons pourquoi, dans certaines conditions, cette luxation se produit plutôt qu'une autre. — Dans ce but des expériences cadavériques ont été faites : Morel Lavallée a expérimenté sur seize articulations : « Je mets, dit-il, l'articulation à découvert, je fais une incision verticale de la capsule fibreuse, puis un débridement bilatéral, et la luxation n'est encore possible qu'après la section de la longue portion du biceps. Cependant, ajoute-t-il, une forte rotation en dedans ou en dehors peut faire glisser le tendon sur le côté opposé et une impulsion en haut luxe l'humérus, d'où il conclut *qu'il n'y a impossibilité pour la tête humérale non de franchir la voûte*, mais de s'y maintenir, les muscles agissant plutôt pour la ramener en bas.

M. Busch rapporte à la suite de son observation que, vu l'intérêt du cas, il a fait des expériences sur le cadavre; il n'a d'abord pu produire que la luxation sous-coracoïdienne. Puis il a remarqué qu'en tendant la paroi antérieure de la capsule articulaire, un premier obstacle était la portion non déchirée de cette capsule, renforcée de l'insertion du muscle sous-scapulaire ; il a alors sectionné cette portion interne, mais il a rencontré un second obstacle, pour la progression de la tête, dans le faisceau des muscles de l'apophyse coracoïde qui formaient, dit l'expérimentateur, « comme un casque de chair ». D'un coup de ciseau il a enfin détaché le bec de l'apophyse et les muscles glissant latéralement, la tête est venue se placer au-devant du ligament acromo-coracoïdien.

Dans une seconde expérience il a procédé dans un ordre inverse, il a d'abord brisé l'apophyse coracoïde, mais il n'a pu encore faire remonter la tête qu'en sectionnant la capsule et le tendon du muscle sous-scapulaire.

M. Busch en tire cette conclusion : que la luxation n'est possible qu'à la condition d'une large déchirure de la paroi antéro-interne de la capsule comprenant la rupture du tendon du sous-scapulaire, et en second lieu d'une fracture ou d'un arrachement au moins de l'extrémité de l'apophyse coracoïde.

Le résultat de ces expériences concorde bien évidemment avec la description du fait qu'a observé l'auteur. Mais nous nous étonnons cependant qu'a l'appui de sa manière de voir, il ajoute que tel a été le mécanisme dans le cas de Malgaigne, que la force directe qui a agi sur l'épaule a chassé en dedans la tête qui, elle à son tour, a brisé l'apophyse ; car Malgaigne, dans le cours de son observation, ne parle en aucun endroit de cette fracture, et il n'est guère possible de supposer que si elle eût existé, elle eût échappé à l'examen répété qu'a fait le chirurgien français dans ses tentatives.

D'ailleurs en France, après Morel Lavallée, M. Benjamin Anger est arrivé à produire la luxation par transformation d'une sous-coracoïdienne en tordant en dehors le bras de manière que la tête contournant le bec vienne se placer en dehors puis au-dessus. M. Panas l'a reproduite également mais en un seul temps et non par transformation d'une autre luxation. Il imprime à l'humérus *une forte rotation en dehors* pendant que le coude est maintenu près du tronc, et par une forte impulsion de bas en haut et d'arrière en avant rompt la capsule.

C'est de la même façon que nous-même sommes arrivé peu près à un résultat sur deux cadavres pris au hasard, 'un était celui d'une femme de 60 ans, l'autre celui d'un homme adulte. Nous dirons cependant qu'après avoir employé une grande force, l'omoplate étant le mieux possible immobilisée, nous dûmes mettre l'articulation à nu et ne parvînmes à faire sortir la tête que par une petite incision préalable, en dehors du ligament coraco-humoral.

Comme nous rapportons plusieurs faits cliniques bien observés, que d'ailleurs des expérimentations suffisantes ont été faites, nous n'avons pas jugé bon de faire d'autres tentatives. Les deux précédentes nous ont fait voir que la tête qui, à l'état normal, dépasse déjà de plus de sa moitié le rebord glénoïdien, devient plus saillante à mesure qu'on exagère le mouvement de rotation en dehors pendant qu'on pousse le coude en arrière.

Que se passe-t-il sur le vivant? — Laugier avait été frappé du mouvement de rotation qui, dans son observation, avait été la cause de la luxation ; et dans son article du Dict. XXX, t. XII, il insiste sur la torsion de l'humérus sur son axe dans la production de cette luxation. « C'est avec cette rotation, dit-il, qu'il est facile de reconnaître la possibilité du déplacement en haut que j'ai indiqué et que j'avais rapproché de l'observation de A. Cooper recueillie ainsi que la mienne sur le vivant. Une analyse des circonstances anatomiques, poursuit-il, me permet d'éclaircir maintenant ce qu'il pouvait y avoir d'incertain et d'inexact dans les termes ; la tête n'a fait que tourner sur elle-même puis est sortie de sa cavité, et cette rotation est aussi la circonstance qui explique le mieux la persistance du déplacement. »

M. Panas qui admet ce mouvement l'explique ainsi :

« Lorsque l'individu tombe sur le côté externe du bras, l'avant-bras est plus ou moins fléchi et le coude fait saillie en arrière, la résistance du sol porte alors sur la face externe du coude et pousse celui-ci du côté du dos.

Malgaigne au sujet de son observation ne parle pas du mécanisme; mais nous devons savoir que cet auteur est un des premiers qui ait entrevu le mouvement de rotation pour d'autres luxations, les sous-coracoïdiennes en particulier.

Denonvilliers, sans préciser les circonstances dans lesquelles la chute a eu lieu, dit que le membre pendant et rapproché du tronc était dans une forte rotation en dehors.

La première observation de Bourguet serait assez favorable à ce mécanisme : En effet, la jeune fille, au milieu d'un accès convulsif, la main reposant sur une table, aurait pu éprouver une torsion en dehors de l'humérus sur son axe. » Il serait net aussi dans l'observation IV d'Avrad où le membre supérieur a été tordu à l'aide de la barre transversale représentée par le chandelier jusqu'au point d'amener une fracture du radius. Peut-être faudrait-il y joindre l'observation X, où ce mécanisme nous paraît admissible. En analysant nos deux cas nous trouvons que dans le second le mécanisme a été tout autre : la violence qui a fracturé l'omoplate a pour ainsi dire continué à agir et la même force a déplacé la tête humérale par un mécanisme déjà connu pour les luxations du genou consécutives à un choc de dehors en dedans (Le Dentu)

Quant au premier, pour nous, le mécanisme a été le suivant : la chute a eu lieu sur le coude ou la partie externe du coude fortement ramené en arrière et l'humérus a agi comme un bras de levier; « les muscles, d'après l'opinion généralement acceptée maintenant (Rigaud, Bulletin de l'Académie de médecine 1875 ; Terrillon, thèse d'agrégation 1875), n'interviennent pas activement dans la production des luxations ; ils peuvent cependant la favoriser en plaçant les surfaces osseuses sous des angles défavorables. » Or, c'est là ce qu'on peut logiquement supposer ici. L'omoplate d'une part était immobilisée par les muscles qui ont sur cet os leurs insertions mobiles et l'humérus s'est trouvé dans une situation telle que son extrémité supérieure, se dégageant de plus en plus au-dessous de la voûte, a distendu la capsule qu'elle a enfin rompue à sa partie supérieure.

Avec le mouvement de projection de l'humérus en haut et en avant, y a-t-il eu combinaison du mouvement de rotation qu'ont indiqué des auteurs cités précédemment ?

Nous n'en avons pas d'indices au moment où le patient se présente à nous. Nous avons fait un examen minutieux à ce point de vue (voir obs. I et symptômes); nous n'avons pas trouvé que l'épitrochlée fût sur un plan antérieur à celui de l'épicondyle. Vers la partie supérieure, cependant, la petite tubérosité nous paraissait un peu plus en avant qu'à l'état normal, et la coulisse bicipitale, aisément appréciable, comme nous le relatons dans une observation. regardait aussi directement en avant. Peut-être y aurait-il à tenir compte du temps qui s'est écoulé et des manœuvres qui n'auraient pas laissé persister le déplacement tel qu'il était après l'accident.

En résumé, donc, nous disons : que la luxation extra-coracoïdienne est produite par une violente impulsion du bras en haut et en avant; que la rotation en dehors combinée à ce mouvement, d'après les expérimentations et quelques faits cliniques. nous paraît favorable à sa production ; que cette rotation n'est pas indispensable, comme

Pellier.

2

le montre notre observation II ; et que si enfin elle a existé
au moment de l'accident, elle peut n'être pas facile à apprécier ultérieurement.

CHAPITRE III.

ANATOMIE PATHOLOGIQUE.

S'il y a peu de faits cliniques de la variété de luxation
extra – coracoïdienne, il y a encore moins d'autopsies
venant confirmer l'exactitude du déplacement constaté
pendant la vie.

L'observation rapportée par A. Cooper, et recueillie par
Patey sur un cadavre, ne doit pas figurer dans ce chapitre. Bien qu'elle dise que la tête avait son grand dia
mètre de haut en bas, que le tendon de la longue portion
du biceps était rompu, on y lit aussi que la tête était sous
l'apophyse coracoïde, et elle est d'ailleurs rangée par les
auteurs dans les luxations de ce dernier ordre. Le cas de
Smée (*The Lancet*, 1845), où il est dit que la tête siégeait
contre la face inférieure de l'acromion, ne doit pas davan-
tage nous intéresser.

Quant à l'observation de Soden, l'examen microsco-
pique démontra que l'articulation était réellement atteinte
d'arthrite chronique, et que la luxation du tendon du biceps n'était qu'une conséquence. C'est de la même façon
que, plus récemment, M. Owen (1) s'est efforcé de démon-

(1) The Lancet, 1875, loc. cit.

trer, à l'aide de quatre autopsies, que les prétendues luxations partielles en haut sont la conséquence de maladies
plutôt que d'accidents (*Of disease rather than of accident*).

En somme, nous n'avons donc qu'*une seule autopsie*,
celle qu'a rapportée Holmes dans son observation, autopsie qui, pour être unique, n'en est pas moins remarquable
par la netteté des détails sur les rapports anormaux des
parties, et qui ne présente que le seul inconvénient de
n'être pas tout à fait le type de la luxation que nous décrivons, puisqu'il y a eu fracture de l'apophyse coracoïde.

Morel-Lavallée, nous l'avons déjà dit, voulant suppléer
au manque d'autopsie par l'expérimentation, n'a devancé
que d'un mois le chirurgien anglais. Quelques jours plus
tard, les conclusions auxquelles il est arrivé, que la luxation quoique possible ne pouvait persister, tombaient devant un fait, mais les dissections qu'a faites cet auteur
n'en sont pas moins intéressantes.

Sur les planches que M. B. Anger a fait dessiner d'a-
près nature (1), nous voyons bien la tête humérale à peu
près dans la situation que nous indiquerons tout à l'heure ;
mais la capsule fibreuse présente son ouverture en dedans
et en bas, précisément comme dans les luxations sous-
caracoïdiennes. Or, la déchirure à cet endroit correspond
bien au mécanisme auquel a eu recours l'auteur et que
nous avons indiqué, mais se rapporte-t-elle bien exactement à notre luxation, qui pour nous s'effectue en un seul
temps, et est par conséquent primitive.

Nous avons donc de notre côté disséqué attentivement
une des luxations que nous avons produites, par le petit
artifice il est vrai d'une incision à l'endroit le plus sail-
lant, et c'est en possession de toutes ces données que nous

(1) Traité iconographique des maladies chirurgicales, 1866.

passons à l'étude anatomique de notre luxation sans complications.

La tête humérale apparaît sous la peau séparée ou non
par quelques fibres du deltoïde. La veine céphalique est
en dedans avec une portion du muscle deltoïde ; en dehors
est l'autre portion du deltoïde ; en dedans est, en outre,
l'apophyse coracoïde avec les trois muscles qui s'y insèrent, et plus profondément le tendon du sous-scapulaire,
qui paraît plus tendu qu'à l'état normal au-dessous de
cette apophyse. En dehors est aussi l'acromion, auquel est
accolée la grosse tubérosité.

La capsule est rompue en haut et en avant sur une
grande étendue, et donne passage à la tête qui est remontée au-devant du ligament acromio-coracoïdien. Ce ligament peut être endommagé ; nous ferons remarquer cependant que, dans le cas de Holmes, il était un peu déchiré
seulement par le fait de la fracture de l'apophyse ; que,
dans celui de Malgaigne, il ne devait pas l'être, puisque ce
chirurgien le considérait comme un obstacle à la réduction ; et dans nos deux cas aucun signe ne pouvait être
invoqué contre son intégrité.

Le tendon de la longue portion du biceps peut être déjeté
latéralement en dehors dans la rainure du col anatomique ; plus fréquemment sans doute il sera rompu ; l'autopsie de Holmes le montre en grande partie dilacéré, et
M. Panas, qui ne rapporte pas l'observation de l'auteur
anglais, écrit qu'il se pourra que dans des autopsies à
venir on trouve le tendon rompu, mais que cependant la
luxation n'en a pas besoin pour s'effectuer. Hamilton
donne un cas de déplacement du tendon avec subluxation
de l'humérus.

Pas d'autres lésions péricapsulaires que le tiraillement
de quelques fibres musculaires, surtout du muscle sous-

scapulaire à son bord supérieur. L'arrachement plus ou moins complet des tendons est possible. La position de l'humérus est telle qu'une ligne verticale menée par le centre de la cavité glénoïde couperait la tête de l'humérus un peu en dehors de son centre (Holmes). Cette tête repose au devant de la voûte acromio-coracoïdienne, entre l'acromion et l'apophyse coracoïde, qu'elle touche par une surface d'autant plus étendue que la rotation en dehors (Laugier), ou la rotation en dedans est plus prononcée.

Le col anatomique dont le plan est un peu oblique répond en bas, à la partie supérieure du bord antérieur de la cavité glénoïde, ce qui démontre que la luxation est complète ; par sa partie supérieure la tête confine au bord antérieur de la clavicule, avec laquelle elle est de niveau, ou qu'elle surmonte même. Elle peut être érodée dans sa portion cartilagineuse par suite du frottement contre les parties osseuses entre lesquelles elle vient s'enclaver ; dans l'observation de Holmes cette érosion existait. On l'attribuera, si l'on veut, ici à l'action du tronçon anguleux de l'apophyse coracoïde ; mais on songera qu'elle peut exister, cette apophyse étant intacte, de même qu'on la voit dans d'autres luxations, dans l'intra-coracoïdienne par exemple (Obs. Nicaise, Soc. de chirurgie, 19 novembre 1873).

Maintenant comment expliquer la permanence du déplacement ? On comprend aisément que le fémur, grâce à la forte inclinaison de son col sur son corps, puisse demeurer accroché au-dessus du pubis par exemple, ou sur d'autres parties saillantes, mais il n'en peut être ainsi pour l'humérus, dont cette inclinaison de l'épiphyse est beaucoup moindre. De plus, le col anatomique n'est pas formé, à vrai dire, par un sillon plus rétréci que la tête ; il est même d'un diamètre plus grand, d'après M. Richet (*Anat. chirurgicale*). Il n'y a donc que le col chirurgical qui puisse être retenu dans une boutonnière accidentelle.

« La rotation en dehors, dit Morel-Lavallée, ferait appuyer la grosse tubérosité sur le ligament ; mais elle ne peut encore s'y accrocher que par le tronçon du tendon commun des muscles qui s'y insèrent, et il est nécessaire que cette rupture soit au moins partielle. Intact ce tendon glisse par sa surface unie sur le ligament de la voûte, comme sur une poulie de renvoi, et rejette en avant l'extrémité osseuse qui retombe dans la cavité glénoïde. A plus forte raison, continue-t-il, le phénomène se reproduit dans la luxation par rotation forcée en dedans.

Or, la clinique nous prouve néanmoins que la tête s'y maintient même dans la rotation en dedans, comme l'atteste le cas de Holmes.

Nous invoquerons donc les faits, et nous verrons que plusieurs éléments concourrent à maintenir la tête.

Tout d'abord qu'il nous soit permis de faire observer que Morel Lavallée, ayant fait à la capsule fibreuse un large débridement en croix, a probablement produit une ouverture artificielle plus considérable que celle que produit le traumatisme, et il n'est pas surprenant dès lors que la tête lui parût redescendre aisément dans sa cavité.

Mais, pour nous, la portion restante de la capsule nous semble constituer un obstacle important ; car l'humérus, en même temps que remonté, est projeté en avant, et le reste de la capsule est aussi incliné en bas et en avant, de sorte que la distance de la voûte au point d'insertion est plus courte que l'épiphyse, et ne lui permet pas de repasser au-dessous.

Les muscles par leur contracture sont, dans les premiers temps surtout, des forces actives indiscutables pour la fixité de la tête dans sa situation anormale. Bien que Lavallée prétende que la plupart agiraient pour la ramener en bas, il n'en fut rien cependant ni dans nos deux observations ni dans celle de M. Busch, ni dans celle de Holmes, où cependant les sus et sous-épineux étaient arrachés, ni même dans quelques observations des luxations incomplètes que nous avons signalées (*The Lancet, loco citato*). Mais, de tous les muscles, ceux qui nous paraissent avoir le plus d'action sont le deltoïde, par sa portion postérieure, et le sous-scapulaire, qui, enroulé parfois autour du col, réfléchi enfin au-dessous de l'apophyse coracoïde, retient appliquée d'une façon constante la tête contre cette dernière.

L'existence de boutonnière fibreuse, musculaire, tant de la capsule que du deltoïde, doit aussi être invoquée, et dans certains cas, d'après Hamilton et un autre chirurgien anglais, il faudrait songer que le long tendon du biceps, ramené en dehors, puis au-dessous des tubérosités, peut être le seul obstacle à la descente de la tête humérale.

CHAPITRE IV.

SYMPTOMES.

Il nous suffirait presque de reproduire ici la partie symptomatique de nos deux observations pour remplir ce chapitre.

A la vue, on est tout d'abord frappé de la différence de

direction du bras relativement à celui du côté sain, le malade étant debout ou couché horizontalement. Le coude s'il n'est pas accolé au tronc en est peu éloigné, comme dans notre observation II.

Le bras peut être dans une rotation plus ou moins prononcée en dehors, de telle sorte que l'épitrochlée soit manifestement sur un plan antérieur à celui qui passerait par l'épicondyle. Mais dans les deux cas que nous avons observés, l'épitrochlée était par rapport à l'épicondyle dans sa situation à peu près normale, et dans celui de Holmes il y avait même rotation du bras en dedans. M. Busch dit que le membre de son patient pendait le long du corps et les manœuvres qu'il a faites dans ses tentatives de réduction prouvent que cette rotation n'existait pas, ce qu'il est facile de constater du reste à la vue de la figure (pl. VII, fig. 1) (1).

La forme de l'épaule est modifiée ; elle est le siége d'un gonflement d'autant plus marqué qu'on est plus rapproché du moment de l'accident; une ecchymose peut s'y montrer. Elle est épaissie, augmentée dans son diamètre antéro-postérieur. L'aplatissement du moignon est beaucoup moins net que dans les autres luxations en avant ; à la vue de profil il est plus apparent, comme le fait remarquer M. Busch sur la seconde photographie (pl. VII, fig. 2).

L'épaule est, pour ainsi dire, fuyante en arrière, suivant la ligne de contour postéro-externe, et c'est plus bas, en arrière, aussi, qu'on voit la déformation en coup de hache.

Les bords postérieur et externe de l'acromion sont nettement appréciables et on arrive moins aisément que dans les autres luxations en avant à sentir la cavité glénoïde

(1) Archives de clinique chirurg. de Langenbeck, 1876.

inhabitée. La partie supérieure offre une surface plus étendue et presque plane. La paroi antérieure de l'aisselle est soulevée par la tête humérale qui forme une saillie arrondie caractéristique ; située en dedans de l'acromion cette saillie masque presque entièrement l'apophyse coracoïde qui n'est plus accessible qu'au doigt fortement enfoncé de dedans en dehors. Le plan de son niveau supérieur la dépasse en haut de 1 centim. à 15 mill. elle dépasse aussi de quelques millimètres la clavicule, ce dont il est facile de se rendre compte en suivant le bord antérieur de cet os. Parfois, cependant elle ne l'effleure qu'à peine, comme dans notre seconde observation, mais parfois aussi elle la surmonte manifestement et M. Busch, dans son observation, note bien à un endroit que l'acromion est au-dessous du plan qui passerait par l'extrémité supérieure de la tête. Les téguments peuvent être tendus, comme le relate aussi cet auteur, de telle façon que leur partie postéro-externe ait subi une sorte de mouvement de translation en avant, et qu'il y ait presque imminence de rupture.

C'est qu'en effet, comme il est facile de le concevoir, le plan qui passerait par la partie la plus proéminente de la tête est bien au-devant de celui qui passerait au même point de la tête du côté sain, ou qu'en un mot, comme le fait remarquer M. Busch, ce même plan est plus éloigné de l'extrémité de l'acromion qu'à l'état normal, d'où il résulte aussi que la fosse sous-claviculaire, en l'absence de gonflement étendu, paraît plus profonde qu'à l'état ordinaire. La palpation nous permet d'apprécier le peu d'épaisseur des parties molles qui la recouvrent et qui ne fut que de 8 millimètres dans le cas de Malgaigne. On sent aisément les inégalités osseuses, c'est ici la petite tubérosité presque directement saillante en avant, là et en dehors le trochiter, et dans leur intervalle le long tendon du biceps plus ou moins mobile dans sa coulisse osseuse.

La sensibilité du moignon est conservée d'après nos observations ; les muscles sont modérément tendus à l'état de repos du membre.

Enfin, il est un signe qui a son importance ; c'est le raccourcissement. Dans les diverses observations il a été noté ; la mensuration comparative des deux côtés, l'extrémité de l'acromion et l'épicondyle étant prises pour point de repère, a presque toujours montré une différence de quelques millimètres.

Il était de 6 lignes dans le cas de Laugier, de 5 millimètres dans celui de Malgaigne, de 1 centimètre environ dans le nôtre. Holmes a noté aussi du raccourcissement.

Les mouvements volontaires quoique limités sont possibles ; dans le cas de Denonvilliers cependant ils étaient nuls et dans d'autres, de date même ancienne (obs. X), ils condamnaient l'individu à une gêne très-grande. Ces mouvements du bras seul sont généralement moins étendus en arrière qu'en avant, et dans l'abduction passé 30° et 50° l'omoplate y participe.

Quant aux mouvements communiqués, ils sont peu douloureux tant qu'on ne dépasse pas un certain angle, et dans les cas d'Avrard et d'autres la douleur vive plaide en faveur d'autres affections, comme nous le verrons plus loin.

Diagnostic. — Les signes que nous venons d'énumérer rendent le diagnostic facile, cependant, des lésions de voisinage peuvent l'obscurcir et il y a des affections avec lesquelles on peut confondre la luxation extra-coracoïdienne, ce qui nécessite l'étude d'un diagnostic différentiel.

Tout d'abord le gonflement produit par l'extravasation de sang et de sérosité est-il prononcé, l'examen est rendu difficile, le déplacement articulaire est masqué, le gonflement est naturellement commun à beaucoup d'accidents graves qui nécessitent une grande violence et son influence ici ne serait pas douteuse ; on inclinerait vers des affections plus communes.

La luxation de l'extrémité externe de la clavicule sus ou sous-acromiale pourrait surgir à l'esprit. Déjà Sanson, dans son article sur les luxations, du Dictionnaire en 30 volumes, signale la possibilité d'une confusion. Nous même, entrant un jour dans le service de M. Gosselin, nous fûmes frappé de l'analogie d'aspect d'une luxation sous-acromiale avec celle que nous décrivons, chez un homme de 36 ans, salle Sainte-Vierge n° 12, qui la veille était tombé à la renverse, sur le moignon de l'épaule droite. Mais l'examen local à la palpation, la liberté des mouvements du bras nous fit bientôt voir notre illusion. Une fracture de l'apophyse coracoïde en imposerait aussi surtout si elle compliquait une luxation sous-coracoï dienne incomplète, car alors la tête pourrait remonter et ferait saillie en avant, comme dans un cas de South (1).

Dans le cas de fracture du col de l'omoplate, la tête humérale peut être portée en avant ; mais d'après les auteurs et deux faits que nous avons observés l'un dans le service de M. Verneuil, l'autre plus récemment dans celui de M. Richet, elle est entraînée en même temps, plutôt en bas qu'en haut. Cependant ce déplacement en haut serait possible s'il y avait fracture seule du bord supérieur de la cavité glénoïde. Robert (2) en a cité un cas qu'il aurait ob-

(1) Medico-chirurgical Transactions, 1851. vol. XLII. Fract. of the coracoïd process with partial dislocation of the humerus forwards.
(2) Bulletin de la Société de chirurgie, 1857-58, p. 472.

servé avec Sanson, et c'est l'interprétation qu'il a donnée du déplacement rapporté par M. Chassaignac (obs. VII). Les signes de fractures : crépitation, douleur en un point limité, reproduction facile et soudaine du déplacement permettront d'arriver au diagnostic. S'il n'est guère possible en présence d'une luxation extra-coracoïdienne de songer à l'une de celles qu'on voit plus ordinairement, il convient néamoins de faire une restriction pour la variété sous-coracoïdienne incomplète. Ici, en effet, la dépression deltoïdienne siége en arrière (Dupuytren), la tête fait saillie en avant (A. Cooper, Dugès), le bras rapproché le long du tronc est dans la rotation en dehors. Or, la mensuration n'est pas un moyen de diagnostic sur lequel on puisse compter, on devra prendre en considération la cause qui le plus souvent est directe, parfois de nature convulsive. La main portée dans l'aisselle parviendra à atteindre la tête, si l'on a soin de relever assez fortement le bras. Enfin, par un examen local et en établissant bien exactement les rapports anatomiques des parties on abandonnera l'idée qu'aurait d'abord fait naître un examen superficiel ; mais les deux affections avec lesquelles on peut avoir surtout un diagnostic différentiel à faire sont : 1° les fractures de l'extrémité supérieure de l'humérus ; 2° les affections articulaires s'accompagnant d'un déplacement spécial de la tête humérale.

I.— Les fractures du col chirurgical, d'après Malgaigne, ne s'accompagnent le plus souvent que de peu de déplacement. « Cependant, quand il existe, ajoute cet auteur, le fragment inférieur fait assez souvent saillie en avant vers l'apophyse coracoïde et il peut acquérir une sorte de rondeur qui fasse illusion, telle que dans un cas recueilli par Bichat. » Nous n'avons certes pas ici à nous étendre sur le diagnostic général de la luxation avec ces fractures, et n'avons à considérer que le cas où le fragment inférieur dirigé en avant serait en même temps remonté.

On peut voir dans quelques observations (obs. IV, IX, XII, XIII) que des divergences d'opinions se sont produites sur ce point du diagnostic. Bien que, dans nos recherches, nous ayons vu que dans la plupart des cas le fragment inférieur faisait saillie en avant et en dedans, précisément à la place qu'occupe la tête dans les luxations sous-coracoïdiennes, nous n'en avons pas moins trouvé que par suite d'un chevauchement prononcé, ce même fragment inférieur pouvait s'avancer à travers les fibres du deltoïde, soulever la peau (thèse Renard, 1874) et être maintenu dans cette situation par la contraction des muscles.

Au sujet de la fracture du col anatomique, nous ne croyons mieux faire que de rapporter l'observation communiquée par M. Le Dentu à la Société de chirurgie le 2 février 1876.

Il s'agit, dit ce chirurgien, d'une variété rare de fracture de l'humérus au-dessus des tubérosités. C'était chez un jeune homme de 19 ans qui avait fait une chute sur la partie externe du moignon de l'épaule ; le lendemain il constate une épaule globuleuse, le soulèvement du deltoïde par un épanchement sanguin très-considérable débordant en haut l'acromion et la clavicule. A la partie postérieure, la tension est telle qu'elle rend l'exploration presque impossible, et qu'on ne peut déterminer la position de la tête ni savoir si elle a ou non quitté la cavité glénoïde. En *avant sous la clavicule* la tumeur est dure, profonde, mobile, quand on imprime des mouvements à l'humérus, en saisissant le coude à pleine main ; mais il est difficile de préciser la véritable nature de la tumeur et de déterminer s'il s'agit de la tête ou de l'extrémité du fragment osseux.

Dans le doute, on fit seulement quelques tentatives douces ; mais en réfléchissant sur l'ensemble des symptômes auxquels il fallait ajouter un raccourcissement de 2 centimètres, M. Le Dentu fut porté à admettre une fracture de l'extrémité supérieure au déplacement exceptionnel du fragment inférieur dans l'épaisseur des fibres déchirées du deltoïde, fracture siégeant uu peu au-dessus des tubérosités humérales.

Le hasard a fait que tout dernièrement nous avons observé un cas absolument identique de nouveau dans le service de M. Le Dentu. Nous n'en rapporterons pas l'observation, nous dirons seulement que l'hésitation dans laquelle nous sommes resté après un examen assez complet justifie d'une façon absolue la question de diagnostic différentiel.

L'état globuleux de l'épaule, la saillie très-nette en avant de la clavicule et en dehors de l'apophyse coracoïde, l'absence de la tête dans l'aisselle, la difficulté d'apprécier exactement l'extrémité du fragment inférieur, voilà de quoi entretenir l'illusion, jusqu'à ce qu'on ait obtenu la crépitation, et, qu'au-dessous de l'acromion, on ait nettement senti la résistance fournie par la tête.

Ce sont là, en effet, les deux signes caractéristiques dont la constatation, aussi bien dans le cas de fracture du col chirurgical, que du col anatomique, devra faire rejeter l'existence de la luxation. Cependant si l'on y réfléchit, le chevauchement peut être tel que les deux fragments ne se correspondant plus par leur extrémité irrégulière, la crépitation ne se produise pas ; d'un autre côté, bien qu'elle soit plus sourde, comme on l'a dit, la crépitation n'en existe pas moins parfois dans certaines luxations, et Holmes, dans ses réflexions à la suite de son observation, n'hésite pas à admettre « que la tête de l'os s'érode contre l'arête de l'apophyse coracoïde, de sorte qu'au bout de peu de jours, deux surfaces rugueuses se trouvent en contact et que le moindre mouvement de l'humérus fait sentir à la main une crépitation qui, d'après cet auteur, est à peu près semblable à celle de la fracture. »

Mais en supposant que ce signe important fasse défaut, que l'examen au-dessous de l'acromion dans la direction de la cavité glénoïde soit douteux, on aura égard alors à l'ecchymose, à la mobilité plus grande de l'humérus surtout suivant son axe, à la douleur vive que les mouvements provoquent. Enfin par une palpation douce, méthodique, on verra que l'épaule n'est pas aussi franchement globuleuse en avant, que le deltoïde tassé, raccourci, distendu par l'épanchement lui donne cette apparence, et qu'en déprimant un peu fortement, on arrive à sentir un bord ou des aspérités qui rendent les parties molles presque adhérentes, tandis que dans le cas de luxation, nous l'avons constaté sur l'homme qui fait le sujet de notre seconde observation, et cela peu de temps après l'accident, la peau et les tissus sous-jacents sont mobiles et glissent assez aisément.

II. — Enfin la scapulalgie, les arthrites chroniques sont des causes d'erreur telles que, pour certains auteurs (Morel-Lavallée), il s'est agi dans tous les cas d'une affection articulaire ancienne qui s'est révélée à l'occasion d'une chute ou d'un mouvement violent. Alors en effet survient une atrophie des muscles, la cavité articulaire peut être agrandie au point qu'en arrière il y ait une véritable dépression. La tête humérale est portée en avant et en haut, retenue même par la rétraction des éléments fibreux ; il y a de plus un léger raccourcissement. « La subluxation, dit Malgaigne, dans ces cas, a toujours lieu en haut, au-dessus de la cavité glénoïde.» A peu près au même endroit de son livre cet auteur parle d'une luxation sus-coracoïdienne consécutive à une hydarthrose chronique et qui présentait ce phénomène caractéristique qu'elle se réduisait et récidivait avec une égale facilité (1). C'est là un bon signe contre l'idée d'une luxation traumatique et il nous suffit de parcourir cette observation pour y trouver les autres éléments du diagnostic.

En effet la tête est non positivement saillante, mais plus apparente en raison de l'affaiblissement des parties molles.

Elle n'occupe pas une position constamment aussi élevée que dans nos deux observations et repose presque toujours encore au-dessous de la voûte. L'affection date de quelques semaines, de quelques mois, comme le révèle bientôt un interrogatoire approfondi.

Les mouvements du bras sont douloureux avant même que, comme dans les luxations, on soit arrivé à un certain degré d'écartement ; le raccourcissement est moindre, il est plus apparent que réel et s'explique par les changements de situation du scapulum.

Enfin les craquements sont l'indice de l'altération des cartilages, des os, et ce qui confirme le diagnostic, c'est qu'après les tentatives de réduction il n'y a pas de résultat. — D'ailleurs, en supposant même qu'après une immobilisation par un appareil contentif, il y ait amélioration, le diagnostic rétrospectif ne serait pas indubitablement en faveur d'une luxation car l'affection articulaire peut se modifier d'une manière favorable, guérir même avec une ankylose plus ou moins complète, et les mouvements être relativement assez étendus, grâce à la mobilité du scapulum.

C'est par des considérations semblables, que nous éliminerons de la classe des luxations ou subluxations trau-

____

(1) Malgaigne. Traité des fract. et luxations, t. II.

matiques celles dont nous avons déjà dit quelques mots :
les luxations partielles consécutives à la rupture ou au
déplacement du long tendon du biceps. Nous chercherons
vers d'autres articulations les symptômes capables de
nous révéler les affections dont MM. Owen et Gascoyen
ont trouvé des signes évidents dans quelques-unes de leurs
autopsies. Nous songerons qu'on a presque toujours af-
faire à des individus âgés (Owen).

Dans la moins grande partie des cas, nous inclinerons
vers un déplacement traumatique primitif; cette réserve
nous est commandée par la déclaration de quelques obser-
vateurs. M. Gay (1) cite un cas qu'il aurait vu avec Hutchinson où le déplacement de bas en haut, après un traumatisme, était manifeste. D'autres (Hamilton, Marsh) ont
donnné aussi la relation d'exemples de déplacement du
tendon avec subluxation en haut de l'humérus.

CHAPITRE V.

COMPLICATIONS ET PRONOSTIC.

Le diagnostic ne sera réellement complet que quand on
aura cherché s'il n'y a pas de lésions en dehors de celles
qui ont été indiquées à l'anatomie pathologique et qui
sont inévitables pour la production de la luxation.

Des fractures de voisinage sont possibles, mais ne voulant pas faire d'hypothèse, nous dirons seulement que
dans le cas de Holmes il y avait fracture de l'apophyse

Pellier.   3 coracoïde. Elle fut reconnue avant l'autopsie. Nous en rapprochons celui de Busch qui reconnut la fracture de l'extrémité de cette apophyse. Les observations ultérieures relateront peut-être d'autres complications, fracture de l'acromion, fractures des tubérosités, du col de l'humérus, de l'omoplate ou du rebord seul. On aura égard aux signes propres à chacune. Les ruptures musculaires et tendineuses ne seront guère bien appréciées du vivant, et ce n'est qu'à l'autopsie qu'on verra ces décollements tendineux étendus, relatés dans l'observation anglaise.

Nous n'avons pas de lésions vasculaires ni nerveuses à signaler. Ne serait-il pas bon d'en augurer déjà qu'elles doivent être moins fréquentes que dans les autres luxations puisqu'il n'y a pas dans cette luxation tiraillement du tronc vasculo-nerveux et que la tête ne vient pas agir par compression sur ces mêmes faisceaux. Nous avions présents à l'esprit les cas de paralysie du deltoïde que M. Th. Anger, dans deux circonstances (Société de chirurgie 1874-76), a prévu devoir suivre la réduction d'après l'absence de sensibilité du moignon de l'épaule. Nous avons exploré cette région, la sensibilité cutanée était intacte.

Mais dans son mouvement ascensionnel la tête humérale, plus que dans les autres luxations, est capable de léser la bourse séreuse sous-acromiale qui, enflammée, peut consécutivement amener de la périarthrite.

Réduite, la luxation sera donc rapidement suivie d'amélioration et de guérison si, par son état général, l'individu n'est pas exposé aux conséquences d'un traumatisme articulaire.

La réduction peut cependant ne pas se maintenir et la luxation se reproduire spontanément ou à l'occasion d'un mouvement ; un exemple en est fourni par notre 1re obser-

vation, où le déplacement s'est reproduit trois fois.
M. Verneuil l'a attribué à une large déchirure de la capsule, en même temps que d'une grande partie des fibres
antérieures du muscle deltoïde, pendant que celles de la
partie postérieure agissaient en chassant la tête. Pour
certains auteurs, toute luxation qui ne se maintient pas
réduite ne l'aurait pas été réellement par suite de l'inter-
position d'éléments soit musculaires, soit fibreux. Mais
pour nous, le malade étant sous le chloroforme, nous
avons la conviction que la réduction était complète et nous
avons vu, immédiatement après la chloroformisation, la
contraction des muscles ramener le déplacement en
avant.

Que pour une raison quelconque la luxation ne soit pas
réduite par le chirurgien, il est peu probable qu'elle puisse
l'être spontanément malgré le peu de distance de la tête
à la cavité glénoïde, et malgré la large déchirure de la
capsule, il suffit pour le comprendre de songer aux conditions qui rendent le déplacement permanent. Supposons-
la donc fixée dans sa situation anormale depuis plusieurs
semaines, des adhérences s'établissent qui rendront la réduction plus difficile. Quant à la limite de la possibilité de
cette réduction, nous ne pouvons conclure d'après les faits.
Nous noterons seulement que dans notre 1ʳᵉ observation,
après un mois il n'y avait pas la moindre adhérence, tandis
que dans celui de Malgaigue après deux mois et demi, et
dans celui de M. Busch après cinq mois il n'y avait déjà
plus possibilité de réduction. Des observations ultérieures
permettront seules d'établir le temps au delà duquel il ne
faut plus guère compter sur une réduction.

Nous ferons seulement une dernière remarque; à savoir
qu'il ne nous paraît pas qu'une néarthrose s'établisse aussi

acile ment ni aussi complètement que quand la tête repose directement sur une des faces de l'omoplate.

TRAITEMENT.

Il est un précepte général souvent répété à propos de la réduction des luxations, c'est de tâcher toujours de *faire parcourir à l'extrémité luxée, dans un sens inverse, le chemin qu'elle a suivi pour se déplacer.* Or ici, il semble qu'il n'y ait qu'à presser directement sur la tête humérale, ou qu'à faire des tractions directement en bas pour se conformer au précepte énoncé. Il n'en est rien cependant : l'observation I montre que diverses tentatives du médecin sont restées infructueuses. — Nous avons vu M. Verneuil, après la chloroformisation, les musclesé tant dans le relâchement, faire exécuter à la tête humérale des mouvements d'ascension et d'abaissement mais sans la ramener de cette façon dans sa cavité.

Malgaigne dans son cas n'a pu réduire par des tractions en divers sens, et l'application d'une force de 205 kilogrammes n'ayant pas été suivie de résultat, il a songé un moment à la section du ligament acromio-coracoïdien. M. Buscha fait plusieurs tentatives infructueuses d'abord par l'extension dans tous les sens, et ensuite par le procédé de la rotation en dehors. Prescott Hewett a eu recours au procédé du talon.

Denonvilliers a réduit par une traction oblique combinée à un léger mouvement de bascule. C'est par un même mouvement de bascule, à l'aide de son poignet droit pendant qu'il élevait le bras de sa main gauche, que M. Verneuil est parvenu à ramener la tête dans sa cavité.

M.Le Dentu a employé le procédé de notre ami M.Bazy, interne des hopitaux, procédé dont il a déjà eu à se louer plusieurs fois et qui n'est qu'une modification de celui de M. Th. Anger. Il consiste, pour le dire en passant, à joindre une moufle à l'alèze qui sert à la contre-extension, et il aurait, comme M. Bazy l'a exposé récemment à la Société clinique(mai 1878), l'avantage de ne pas produire de tensions brusques, le patient se trouvant entre deux forces également douces et d'exiger moins de temps : cinq minutes au lieu de quinze.

Qu'on annihile l'action musculaire par le chloroforme ou à l'aide de traction élastiques, il n'en reste pas moins démontré cliniquement que le meilleur moyen d'obtenir la réduction consiste à écarter le coude du tronc jusqu'à ce que la tête, suffisamment abaissée, passe sous l'apophyse coracoïde et qu'on la favorise par la coaptation à l'aide de mouvements de bascule ou de rotation imprimés à l'humérus. La *rotation* en dedans, applicable pour les luxations en avant (Panas, Lefort, Th. Merlin 76), est pour nous tout à fait rationelle, d'après nos considérations sur le mécanisme.

Dans les luxations anciennes, nous conseillerons de n'avoir recours aux appareils plus puissants qu'après l'essai infructueux des moyens précédents. M. Verneuil dans le premier cas, croyant déjà trouver des adhérences. avait annoncé qu'il lui faudrait probablement employer les moufles, mais qu'il ne dépasserait pas 100 kilogr. comme il le fait ordinairement. C'est ce sage conseil que nous nous promettons de suivre à l'occasion.

Nous pourrions enfin mettre à profit une méthode que M.Richet a préconisée dans ces derniers temps sous le nom *de mobilisation préparatoire* (Th. Loillier 1873), et qui consiste à faire, en plusieurs séances, des mouvements forcés dans le but de rompre les brides cicatricielles avant de tenter la réduction définitive.

La luxation une fois réduite, il s'agit de la maintenir, et pour cela le bras fortement ramené sur le devant de la poitrine, la main vers l'épaule du côté opposé sera fixé à l'aide d'un bandage contentif bien serré. On donnera la préférence à un appareil silicaté fait à l'aide de bandes, les unes transversales et circulaires, les autres verticales et ramenées sous le coude de façon à lui constituer une véritable coque.

On pourrait aussi appliquer au niveau de la tête un tampon qui la repousse en arrière.

Les deux hommes que nous avons continué d'observer pendant trois semaines sont, au bout de ce temps, sortis des salles sans beaucoup de gêne de leur membre et nous n'avons pas eu à faire le traitement consécutif. Il consisterait, comme pour les suites des autres luxations dans la mobilisation répétée de l'articulation contre les raideurs, l'électrisation contre la paralysie, le massage, les douches, les bains sulfureux.

CHAPITRE VI.

OBSERVATIONS.

Obs. I (personnelle). — Service de M. Verneuil, Pitié.

Foy (Emmanuel), cultivateur, âgé de 70 ans, est entré dans la salle Saint-Louis, n° 33, le 29 décembre 1877. Il ne présente pas d'antécédents morbides ni héréditaires.

Le 27 octobre, il est tombé d'une échelle à la renverse, d'une hauteur de 2 mètres environ, sur un sol assez régulier. Il est resté un peu de temps étendu et personne ne venant à son secours il s'est relevé, a vomi; il a ressenti dès lors une forte douleur à l'épaule droite. — Malgré la difficulté de lui faire bien rendre compte de sa chute, on arrive à comprendre qu'il a été entraîné latéralement, que le poids du corps a porté sur le bras droit, fléchi et probablement sur le coude. Aucune plaie contuse cependant en ce point ni à la main, ni à l'épaule, ni à la tête. Un gonflement apparaît rapidement à la partie supérieure du bras, il est assez prononcé le soir. — Un médecin appelé reconnaît une luxation et avec quatre aides, sans chloroforme, fait des tractions en divers sens et ne parvient à réduire qu'au bout d'une demi-heure; un bandage est appliqué, mais la luxation se reproduit après deux jours. Dans cet intervalle le gonflement était resté assez considérable, étendu même à tout le tiers supérieur du bras avec une teinte violacée; il ne disparut qu'au 15° jour.

A cette époque une nouvelle tentative de réduction est infructueuse et le déplacement reste en l'état jusqu'à l'entrée à l'hôpital. Nous constatons une déformation de l'épaule qui est augmentée dans son diamètre antéro-postérieur de 2 centimètres et demi. Le bras est appliqué le long du thorax, l'avant-bras en demi-flexion sur l'abdomen. Il n'y a pas de rotation appréciable du bras en dehors, et l'épitrochlée est à peu près dans sa situation normale par rapport à l'épicondyle.

Le moignon de l'épaule est aplati surtout en arrière. C'est aussi en arrière qu'on trouve la dépression deltoïdienne. Au-dessous de l'acromion dont on sent nettement les bords, on enfonce les doigts jusqu'à la cavité glénoïde.

L'épaule présente en haut une surface presque plane, sous laquelle on sent la tête humérale de niveau avec l'acromion et la clavicule. *En avant cette tête fait saillie sous la peau;* on la palpe aisément ainsi que les tubérosités et le tendon de la longue portion du biceps qui roule sous le doigt directement en avant. — L'apophyse coracoïde quoique masquée est accessible à un centimètre au-dessous du plan supérieur de la tête.

Pas de crépitation, ni mobilité anormale ni douleur au iveaun de ces os.

Il n'y a pas de doute pour la situation de la tête en dehors de l'apophyse coracoïde. La mensuration comparative de l'extrémité de l'acromion à l'épicondyle donne un léger raccourcissement.

Les mouvements spontanés sont limités ; le patient porte sa main à sa bouche par flexion de l'avant-bras, mais il n'y a pas d'élévation du bras.

Les mouvements communiqués sont peu étendus, il y a de la douleur quand l'abduction éloigne le coude de 12 centimètres, plus loin l'omoplate est entraîné.

Le moule en plâtre en est pris.

Le 30 novembre. M. Verneuil soumet le malade au chloroforme et se dispose à réduire par des tractions en bas. Les muscles relâchés permettent des mouvements d'abaissement et d'ascension de la tête, mais la réduction n'est cependant pas possible et ne s'effectue que par l'élévation du bras et un mouvement de bascule qu'effectue M. Verneuil de son poignet droit et qui ramène la tête en bas dans sa cavité.

Un bandage fixe le bras, le coude ramené en avant et en dedans pendant qu'un tampon d'ouate sous l'aiselle tend à repousser en dehors l'extrémité supérieure. Mais le lendemain la luxation se reproduit.

Le 3 décembre, une nouvelle tentative est faite encore sous le chloroforme ; les mêmes mouvements verticaux sont possibles et la réduction ne s'effectue que par la même manœuvre que précédemment. A la place qu'occupait la tête on trouve de la flaccidité des tissus, indice d'une déchirure des muscles sous-scapulaire, deltoïde. L'intégrité des portions postérieures tend sous nos yeux, au moment de la contraction, à faire remonter la tête en haut et en avant ; mais le bras fortement ramené sur la poitrine, la main ramenée vers l'épaule gauche est maintenue à l'aide d'un appareil silicaté. — La luxation ne s'est plus reproduite et le patient sort guéri le 15 janvier 1878.

OBS.II (personnelle), recueillie dans le service de M.Le Dentu, hôpital Saint-Antoine.

Le nommé Montigny (François), âgé de 39 ans, journalier, est entré le 13 avril 1878, salle Saint-Christophe, n° 30. — Pas de maladies antérieures, jamais de douleurs articulaires.

Le jour même, il est tombé, l'épaule gauche chargée d'une lourde bûche, sur la cage d'une scie en mouvement. Il a glissé, dit-il, sur la trappe qui était de niveau avec le sol et a été renversé sur l'espèce de table qui supportait la scie, haute d'environ 90 centimètres. Il s'est fait ainsi au côté droit plusieurs plaies coutuses, à la hanche, à la tête et de plus une fracture des huitième et neuvième côtes et une fracture de l'omoplate; le trait de cette dernière fracture était transversal et siégeait peu au-dessus de l'angle inférieur.

Le blessé a perdu connaissance au moment de sa chute, de sorte qu'il ne peut donner de renseignements plus complets. Il arrive l'avant-bras fléchi sur le tronc et le bras un peu écarté du corps. L'axe de l'humérus, par comparaison avec le côté sain, est dirigé de haut en bas et d'avant en arrière. L'épitrochlée est à peu près sur le même plan que l'épicondyle au moignon de l'épaule, pas d'ecchymose, un gonflement modéré, un épaississement suivant le diamètre antéro-postérieur, une encoche en arrière. En appliquant la main par son bord cubital, au-dessous de l'acromion, on sent très-nettement une dépression.

La tête humérale *fait en avant une saillie manifeste* et en suivant le bord antérieur de la clavicule, on la trouve par sa partie supérieure presque de niveau avec cet os. L'apophyse coracoïde est assez difficilement accessible, — pas de signe de fracture de voisinage. La sensibilité persiste dans tout le moignon. — La mensuration pratiquée de l'acromion à l'épicondyle donne un léger raccourcissement.

Les mouvements spontanés sont possibles dans tous les sens, mais très-peu étendus.

Les mouvements communiqués, assez limités en avant, s'étendent un peu plus en arrière et en dehors l'abduction se fait presque jusqu'à la direction horizontale. Le blessé reporte la douleur vers l'attache deltoïdienne et aux environs de l'extrémité luxée, et exagération des mouvements produits à ce moment, surtout de contracture des muscles de l'épaule.

Un certain état de dépression ne permettant pas de faire de tentative de réduction, on le laisse en repos pendant quelques jours.

Le 17 avril, la réduction est opérée, sans chloroforme, à l'aide de tractions par les tubes élastiques, d'après la méthode de M. Th. Anger, modifiée légèrement comme nous le dirons.

Un bandage simple est appliqué de façon à ramener le coude le plus en avant possible sur la poitrine. Le déplacement ne se reproduit pas ; amélioration et sortie en bon état un mois après.

Obs. III. — (Laugier, hôpital Necker. Archives de médecine, 1834.)

Moquet (Désiré), âgé de 16 ans, se présente le 23 juillet 1833 avec un gonflement assez considérable de l'épaule gauche et une douleur vive pendant les mouvements, à la suite d'un accident, le bras gauche étendu et fixé sur une mécanique. Le jeune homme, dont le corps était incliné sur son bras et les pieds éloignés du point d'appui, avait tourné subitement, d'arrière en avant et de gauche à droite sur l'extrémité supérieure de l'humérus gauche. Le bras toujours fixé et tendu, le poids du corps porta sur la tête humérale qui, dans cette position, répondait à la partie supérieure et interne de la capsule. Cette tête se deplaça en déchirant le ligament.

Le coude pouvait être rapproché de la poitrine, les mouvements en avant et en arrière étaient possibles quoique douloureux, l'élévation était difficile. — Aucun signe de fracture, les mouvements communiqués se faisaient sentir jusqu'à la tête.

Après 12 jours, l'examen démontra le déplacement en haut et fit voir de plus que l'axe du bras était légèrement tourné sur lui-même de dedans en dehors : saillie de la tubérosité interne et externe du moignon, condyle interne sur un plan antérieur au condyle externe. Raccourcissement du bras de 4 à 5 lignes.

Les tentatives de réduction par pression directe échouèrent ; les tractions en divers sens étaient douloureuses et ne permirent pas d'insister.

Obs. IV. — (Publiée par Malgaigne dans la Revue médico-chirurgicale de 1849.)

Un homme de 68 ans, monté sur une voiture de fagots, tomba sur le moignon de l'épaule, le bras serré contre le tronc. Aussitôt vive douleur, impossibilité de remuer le bras ; un rebouteur exerça des tractions violentes, et, huit jours après, il essaya de faire des mouvements sans beaucoup de succès, et vient à ma consultation au bout de deux mois et demi. La tête était luxée en avant et en haut, par dessus le ligament acromio-coracoïdien répondant en dehors au bord interne de l'acromion recouvrant en dedans l'apophyse coracoïde, confinant en haut à la face inférieure de la clavicule, soulevant tellement le deltoïde qu'une épingle enfoncée ne donna que 8 millimètres d'épaisseur, et de plus, en dedans, elle avait écarté le grand pectoral et le deltoïde au point de se trouver à 6 millimètres de la surface cutanée. Le bras n'offrait qu'un demi centimètre de raccourcissement.

Tentatives de réduction par des tractions sur le bras relevé à angle droit et par des pressions sur la tête en bas, en dehors et en arrière, tandis qu'un aide refoulait l'acromion en bas et en avant. A 205 kilogr. on entendit un craquement pareil à celui d'un os qui se brise sans que la réduction parut prochaine. J'explorai tous les points sans découvrir de fracture, la tête devint plus mobile et les mouvements avaient gagné. J'avais eu quelque idée de diviser le ligament acromio-coracoïdien.

Obs. V. — (Revue médico-chirurgicale, publiée par Avrar. de la Rochelle. Paris, t. IV, p. 243, 1848). — Fracture du radius par torsion de la main et nouvelle variété de luxation de l'épaule en haut.

Mme Dourdaud, 56 ans, tenait à pleine main un chandelier avec lequel elle voulait frapper sa fille. Celle-ci saisissant de ses deux mains les extrémités du chandelier imprima à la main qui le tenait un mouvement de rotation en dehors.

La tête de l'humérus fait *saillie entre l'acromion et la coracoïde* en avant de la cavité scapulaire ; il n'y a donc pas luxation sous-acromiale.

Un nouvel examen confirme les premiers résultats. Faut-il donc admettre une cinquième espèce de luxation ou considérer la lésion comme une variété des espèces admises par les pathologistes ? N'est-ce pas là la luxation primitive en haut que Boyer n'admettait pas. Le déplacement est manifeste et mérite une place dans le cadre nosologique.

Etat anatomique et physiologique actuel : saillie de la tête;

diminution d'un centimètre dans la longueur du membre ; tension modérée des muscles.

Pronation permanente, supination impossible, abduction bornée à 30°.

Mouvements volontaires en avant jusqu'à 60°, en arrière nuls. Mouvements communiqués douloureux.

Remarque. — Malgaigne a émis sur cette observation deux opinions opposées ; dans un journal (*Revue-médico-chirurgicale*, t. IV, p. 282) ; il se prononce pour une fracture de la tête humérale, et dans son livre (t. II, p. 566) pour une subluxation suite d'arthrite chronique.

C'est à cette dernière opinion que s'est rangé aussi Morel Lavallée.

Obs. VI. — (Communication orale de Denonvilliers à M. Panas, 1868.)

Un homme adulte se présente à la consultation de la Charité à la suite d'une chute qu'il fit sur le bras, dans des circonstances qu'il ne peut préciser. A l'inspection du membre, on trouve celui-ci pendant et rapproché du tronc, avec une forte rotation en dehors. Il y avait ecchymose, douleurs, impossibilité des mouvements spontanés ; mais ce qui frappe surtout, c'est une forte *saillie de la tête en avant et en haut*, placée entre l'acromion et la caracoïde au-devant de la clavicule. C'est à peine si le bras était raccourci ; une traction oblique, combinée à un léger mouvement de bascule, ont suffi pour en obtenir la réduction.

Obs. VII. — (Chassaignac. Bulletin de la Société de chirurgie, 1857-58, p. 472.)

Chez un homme qui venait de tomber d'un 3e étage, la tête humérale faisait saillie directement *en dehors et débordait au-dessus* de la voûte acromio-coracoïdienne. Lorsque les deux bras étaient parallèles dans la direction horizontale, on voyait que du côté lésé le moignon s'élève un peu au-dessus du niveau de la clavicule ; la luxation se réduisait en portant le bras dans l'élévation, mais se reproduisait dès que le bras était abaissé. Les mouvements du coude en avant étaient impossibles tandis qu'ils étaient faciles en arrière.

Obs. VIII. — (Holmes, Medico-chirurgical Transactions, t. XLI; traduite de l'anglais.)

John B..., âgé de 50 ans, est admis à l'hôpital Saint-Georges, le 7 avril 1858.

Il est tombé d'une assez grande hauteur (estimée à 30 pieds) sur un tas de pierres ; dans cette chute, la tête, le côté gauche du tronc et le coude gauche avaient porté. Lorsqu'on le releva il offrait des symptômes de commotion cérébrale. En examinant le bras gauche on s'aperçut que l'articulation du coude était ouverte dans une assez grande étendue. L'olécrâne était brisé en plusieurs fragments.

Il y avait une forte proéminence osseuse *en avant et à la partie externe de la clavicule* qui affectait une forme arrondie et entourée des tubérosités de l'humérus et semblait constituée par toute la tête de l'os. Toutefois, en remuant le membre, on produisait de la crépitation qui faisait croire à certaines personnes qu'il pouvait y avoir fracture vers la partie supérieure de l'humérus. Le bras semblait raccourci et le coude éloigné du corps. On fit des efforts pour replacer l'humérus, mais il ne parut pas possible d'y arriver sans le chloroforme. Le bras fut donc placé momentanément sur une attelle.

En considérant la déformation de l'épaule, l'impossibilité de la réduction et l'existence de la crépitation, qui semblait ne pas dépendre de l'humérus, M. Tatum fut amené à conclure que la tête de l'os était bien réellement déplacée et que la crépitation dépendait d'une fracture de l'apophyse coracoïde, diagnostic qui fut confirmé à l'autopsie. La réduction fut nécessairement ajournée jusqu'à ce que le patient fût dans un état capable de supporter la chloroformisation.

Il resta dans un état d'insensibilité les trois jours suivants et aucune opération ne pouvait être tentée avec quelque chance.

Le 15 avril, il parut assez bien pour que l'essai de reduction pût être fixé pour le lendemain ; mais ce jour-là il fut pris de frissons et de dyspnée, tomba dans un état typhoïde et mourut.

Autopsie. — Le 21 avril, quinze jours après, l'examen nécroscopique montra une pleurésie récente des deux côtés et un seul abcès secondaire dans le poumon droit, la huitième côte gauche était fracturée, mais le périoste était à peu près intact. La plaie du coude était remplie de matières sanieuses, et il y avait au fond plusieurs coquilles dépendant du cubitus.

La tête du radius jetée en dehors reposait sur le condyle externe, elle était dépouillée de cartilage et rugueuse au toucher.

La tête de l'humérus apparut immédiatement sous la peau, avec la veine céphalique à sa partie interne. Elle avait fracturé l'apophyse coracoïde dans son mouvement de bas en haut et s'appuyait en arrière sur le tronçon de cette apophyse et sur la clavicule, entraînant une petite portion du ligament acromio-coracoïdien qui n'avait pas été déchiré. A sa partie interne, on trouva, en outre, des fibres du deltoïde et de la veine céphalique, l'extrémité fracturée de l'apophyse coracoïde avec les muscles qui y étaient restés attachés : petit pectoral, coraco-huméral, et courte portion du biceps. A la partie externe et un peu en arrière était l'acromion qui en était séparé par quelque fibres du deltoïde. Au-dessous et un peu en dehors était la cavité glénoïde dont l'extrémité supérieure se trouvait tout à fait au-dessous du niveau de la tête de l'os déplacé. Le long tendon du biceps était encore attaché au scapulum et par conséquent se trouvait au-dessous et en dehors par rapport à la tête ; l'os en sortant de sa cavité avait légèrement endommagé ce tendon, de telle sorte que quelques-unes de ses fibres internes avaient été séparées du muscle et restaient librement flottantes avec un faisceau de fibres musculaires qui leur était attaché. L'apophyse coracoïde avait été fracturée près de sa base, le ligament coraco-acromial restait attaché aux deux fragments, de manière qu'on ne pouvait les éloigner beaucoup l'un de l'autre. Le sommet était tiré de haut en bas et en dedans par les muscles qui s'y insèrent, la tête humérale reposait directement sur le tronçon de l'apophyse, ce qui avait produit une légère érosion du cartilage articulaire qui y correspondait. L'humérus avait légèrement tourné sur son axe de telle sorte que la grosse tubérosité était relativement plus en avant que dans la position normale. Le muscle sous-scapulaire était intact. Les muscles à la grosse tubérosité avaient été dilacérés sauf une portion du petit rond qui restait intact; le ligament *capsulaire, déchiré à sa partie supérieure et interne,* laissait une large ouverture qui avait donné passage à la tête.

OBS. IX. — (Recueillie à l'hôpital Saint-Georges par Prescott Hewet; traduite de l'anglais.)

Une femme robuste, d'un âge moyen, fut reçue à l'hôpital, pour des douleurs qu'elle éprouvait à l'épaule gauche, à la suite d'un accident qui datait de deux jours.

A l'examen de l'articulation de l'épaule, Prescott conclut à une luxation de l'épaule. La tête de l'os était tout à fait en dehors de sa cavité et semblait *portée à la partie supérieure et interne* de la cavité glénoïde et immédiatement au-dessous de la courbure (*the bend*) de la clavicule.

Des mouvements de rotation du bras produisaient une crépitation distincte et bien marquéequi amena une divergence d'opinion; parmi les chirurgiens qui examinèrent la malade, quelques uns pensèrent à la fracture du col de l'humérus et les autres à une fracture de la cavité glénoïde.

Prescott réduisit la luxation par le procédé du talon; l'épaule reprit immédiatement sa forme arrondie et la crépitation disparut. Le cas ne présenta plus de difficulté et la femme fut convalescente au bout de quelques jours.

OBS. X. — (Lue par M. Busch à la séance du 4e congrès chirurgical allemand; Archives de clinique chirurgicale de Langenbeck, 19e volume, 3e livraison, 1876, page 400, avec 2 planches à la fin.)

Le patient, qui est un homme adulte, éprouva l'accident en conduisant un cheval de trait, vif, et qui s'était emporté subitement. Sa main gauche tenait l'extrémité des guides, pendant que de sa droite il empoigna la partie inférieure du mors. Le cheval se dresse, et pendant qu'il se tient sur son train postérieur il jette en l'air ses jambes de devant et atteint du fer de son sabot le charretier,

qu'il frappe à la partie antéro-interne de la région scapulo-humé-
rale. Aussitôt celui-ci ressent une vive douleur et le bras qui a été
d'abord entraîné en l'air retombe sans force. D'après le récit du
patient il y aurait eu une forte extravasation sanguine révélée par
une ecchymose au niveau de la partie atteinte, c'est-à-dire dans la
région sous-claviculaire.

La modification apportée dans la forme de l'épaule était telle que
dans la description de Malgaigne, si bien que j'ai peu à y ajouter.
La tête qui s'était échappée en avant et en haut faisait une saillie
notable sous la concavité du muscle deltoïde; mais elle s'est déplacée si peu en-dedans que la fosse sous-claviculaire n'a pas
changé dans sa configuration extérieure. Au contraire, cette fosse
nous paraît plus profonde, comme on le voit sur la figure, que du
côté gauche, parce que du côté atteint la tête luxée est plus en
avant.

Nous voyons de plus que le bras luxé pend tout simplement le
long du corps et n'est nullement dans l'abduction. Contrairement
à ce qui se passe pour toutes les autres luxations en avant, on ne
trouve pas d'aplatissement notable du muscle deltoïde à la région
externe. Ce n'est qu'en regardant de profil qu'on voit que la partie
postérieure et moyenne du deltoïde en même temps que la peau
qui la recouvre est déprimée au-dessous de la cavité glénoïde à l'é-
tat de vacuité, par l'action de la pression extérieure. Mais sous
l'acromion il n'y a pas de dépression bien profonde parce que la
tension que la partie antérieure du muscle subit de la part de la
tête ramène la portion postérieure par dessus la cavité glénoïde.

A la vue de profil, on constate de plus que l'omoplate est inclinée
légèrement dans le sens antérieur et interne, de telle sorte que
l'angle inférieur ressort un peu en arrière et soulève les liga-
ments.

L'acromion est situé un peu plus profondément que le plan qui
passerait par le point le plus élvé dee la tête. Mais ce qui est remarquable surtout, c'est la grande distance qui sépare la partie la
plus antérieure de la tête et l'extrémité de l'acromion. A ce carac-
tère nous pouvons déjà reconnaître que la tête luxée ne peut,
comme il arrive dans les autres luxations, s'appuyer sur la face
antérieure de l'omoplate, sous le muscle sous-scapulaire.

L'inertie du bras est, dans le cas présent, un phénomène signi-
ficatif. Bien que cinq mois se fussent écoulés depuis l'accident,

l'individu ne pouvait remuer d'une façon active que l'avant-bras et la main. L'abduction du bras n'était possible que dans un arc de quelques degrés, au delà l'omoplate se redressait sous la contraction des muscles et surtout du trapèze et permettait des mouvements plus étendus.

Tous les efforts de réduction demeurèrent infructueux. C'est en vain que l'extension du bras fut faite à ses divers degrés d'élévation. En vain fut employée aussi la méthode d'A. Cooper et celle de Schinsinger. Mais pendant l'emploi de cette dernière méthode nous fîmes une observation importante : le bras étant appliqué le long du thorax lorsque l'avant-bras, fléchi à angle droit, fut amené fortement en dehors, par une manœuvre qui réussit très-facilement, l'extrémité luxée se tourna en même temps tellement en dehors, que je pus pénétrer profondément à sa partie interne. Je remarquai alors qu'à la place où j'aurais dû trouver l'apophyse coracoïde, il n'y avait aucune résistance, que par conséquent cette apophyse était rompue.

Obs. XI. — (Bourguet, d'Aix. Bulletin de la Société de chirurgie, 1857-58, p. 492.)

Une jeune fille de 19 ans, dans une attaque d'épilepsie, étend convulsivement le membre supérieur gauche en appuyant avec force la main contre une table. Le premier médecin consulté méconnut d'abord la lésion, et ce n'est que six mois après qu'il en reconnut la nature. Tentatives infructueuses de réduction.

Bourguet appelé constate les symptômes suivants : douleurs continuelles dans l'épaule, impossibilité de porter la main à la tête. L'abduction et la rotation, bien qu'un peu moins diminuées, ne permettent pas cependant à la malade de porter la main derrière le dos pour s'habiller.

Déformation : aplatissement du moignon de l'épaule ; relâchement du deltoïde qui est dirigé obliquement d'arrière en avant et de haut en bas ; saillie de l'acromion, surtout en arrière ; un creux très-marqué existe immédiatement au-dessous de cette apophyse où le doigt s'enfonce avec facilité, et vacuité complète de la cavité glénoïde.

La tête de l'humérus, facile à reconnaître à la simple vue, forme

Pellier. 4

un relief considérable sous la peau. Elle est située en dedans de l'acromion, au-dessous et en avant de l'extrémité de la clavicule, qu'elle déborde en avant de plus de 5 centimètres au-dessus et en avant de l'apophyse coracoïde. Elle est tellement rapprochée de la face inférieure de la clavicule et du bord antérieur de l'acromion qu'il est impossible de loger l'extrémité du petit doigt entre elle et ces saillies osseuses. Elle masque l'apophyse coracoïde qui ne peut être sentie. La paroi antérieure de l'aisselle est raccourcie de 9 à 10 millimètres, et la distance de l'acromion à l'épicondyle de 12 millimètres. Même situation des deux omoplates. Enfin si haut qu'on engage les doigts dans l'aisselle on ne peut y sentir la tête.

Tentatives de réduction variées à l'aide du chloroforme : tractions horizontales, obliques en avant, obliques en arrière. Mouvements de bascule sur le genou. Insuccès.

Nota. — **Dans ses réflexions sur cette observation, le rapporteur incline vers une arthrite.**

Obs. XII. — (Bourguet, d'après le rapport.)

Chute d'une hauteur d'un deuxième étage, fracture de l'avant-bras, luxation du coude en arrière et luxation en haut de l'épaule. Le rapporteur conclut à une fracture du col de l'humérus.

Obs. XIII. — Luxation incomplète en haut., (Bourguet, suite, loc. cit.)

Un jeune homme de 17 ans se fait, dans une chute sur la main, une fracture de l'extrémité inférieure de l'humérus et à l'épaule une blessure qui s'accompagne d'un gonflement considérable.

Le médecin consulté d'abord négligea cette dernière lésion ; puis le malade, frappé de la persistance de la déformation de l'épaule et de la gêne qu'il éprouvait dans les mouvements du bras, se présenta à M. Bourguet le quarante et unième jour de son accident.

Ce chirurgien trouva la tête humérale située *entre l'acromion et l'apophyse coracoïde*, et un peu au-dessous de ces éminences os-

seuses qu'elle touche et qu'elle déborde en avant d'environ 15 millimètres.

Remarque. — Il s'agissait, d'après le rapporteur, d'une
arthrite chronique, ou plutôt d'un décollement de l'apophyse humérale. Telle fut aussi l'impression de ceux qui
ont examiné le plâtre moulé sur nature.

Oʙs. XIV. - Luxation du tendon de la longue portion du biceps. — (Soden.
Medico-chirurgical. Transactions of London, 1841, t. XXIV.)

Joseph C..., 19 ans, mort d'une fracture compliquée du crâne.
On put examiner une ancienne lésion de l'épaule qui s'était faite de
la manière suivante : dans le mois de mars 1839, en se relevant
précipitamment, le pied lui ayant glissé, il tomba à la renverse sur
le plancher. Pour amortir le coup, il porta instinctivement le bras
derrière lui, et de cette façon reçut tout le poids de son corps sur
le coude droit. Le choc fut transmis à l'épaule et tous les effets de
l'accident s'y concentrèrent, une douleur aiguë se fit aussitôt sentir, et cette homme pensa qu'il avait éprouvé une fracture ou une
luxation.

Quand je le vis le lendemain matin, je ne reconnus ni fracture,
ni luxation et ne soupçonnai qu'une entorse...... Il y avait un
léger aplatissement aux parties extérieures et postérieures et la tête
de l'humérus avait l'air d'être plus *remontée dans la cavité glénoïde*
qu'elle n'aurait dû l'être. On percevait de la crépitation et le bras
ne pouvait être élevé au delà d'un angle très-aigu avec le corps.

La tête de l'os faisait *aussi en avant une saillie vicieuse...*, il y
avait de la douleur, surtout dans les mouvements nécessitant la
contraction du biceps ; il ne pouvait lever de terre le poids le
plus petit, il représentait la douleur s'étendant le long du muscle.

Le patient étant d'une disposition rhumatismale, une inflamma-
mation s'établit bientôt dans les articulations, de sorte que les
symptômes particuliers de la lésion furent marqués par ceux de la
phlegmasie articulaire générale, ce qui augmenta la difficulté du
diagnostic.

En examinant l'articulation sur le cadavre, on trouva que la lé-

sion était un déplacement de la longue portion du biceps hors de
sa gouttière sans autre complication, le tendon était entier et ren-
fermé dans sa gaîne, il reposait sur la petite tubérosité de l'humérus, la capsule n'était que peu déchirée, l'articulation offrait
des traces d'une inflammation étendue, la membrane synoviale
était vasculaire et tapissée d'une couche de lymphe, des adhérences étaient étendues entre les différentes parties articulaires.

Nota. — Cette observation est rangée par les auteurs
dans les subluxations pathologiques.

Obs. XV. — (William Cooper. Déplacement du tendon du biceps).

Une femme, trois jours avant de nous consulter, se luxa, à ce
qu'elle crut, l'épaule en tordant des linges lavés ; à l'examen pas
de signes de luxation, mais trouvant la partie inférieure du biceps
rigide nous supçonnâmes que la portion tendineuse externe de ce
muscle était sortie de la coulisse qui la reçoit. Le lendemain nous
trouvâmes que notre conjecture avait été juste, et en tournant
le bras entier en différents sens nous fîmes rentrer le tendon à sa
place, ce qui rendit immédiatement à la malade l'usage de cette
partie.

Nota. — Cette observation est rangée par Bonnet (Ma-
ladie des articulations, t. II) dans la classe des déplace-
ments des muscles à la suite d'entorses.

CONCLUSIONS :

L'existence de la luxation en haut est cliniquement dé-
montrée par nos deux observations et quelques faits an-
térieurs.

Leur rapprochement nous a permis, par une analyse
comparative, de faire l'étude complète d'une variété de
luxation qui est moins rare qu'on ne le croit généralement.

Cette étude nous a fait voir que la luxation en haut doit
désormais rentrer dans le groupe des luxations en avant,
sous la dénomination *d'extra-coracoïdienne.*

Qu'elle résulte le plus souvent d'une cause indirecte
agissant sur le bras de bas en haut et d'arrière en avant.

Qu'un mouvement de rotation en dehors combiné à
cette impulsion, au moment de l'accident, nous paraît,
dans certains cas, favoriser sa production.

L'anatomie pathologique nous a montré la tête humérale logée entre l'acromion et l'apophyse caracoïde au-devant du ligament acromio-coracoïdien, la capsule déchirée
en haut et en avant.

Les signes pathognomoniques sont une saillie arrondie
en avant de la clavicule, l'absence de la tête humérale au-
dessous de l'acromion et dans l'aisselle.

Le diagnostic est à faire surtout avec la luxation sous-
coracoïdienne incomplète compliquée de fracture de l'apophyse coracoïde, avec les luxations pathologiques et les
fractures du col chirugical et anatomique de l'humérus.

Le pronostic n'est pas plus grave que celui des autres
luxations scapulo-humérales.

Le traitement consiste dans la réduction par l'élévation,
associée à un mouvement de bascule en bas et en dehors.

TABLE DES MATIERES.

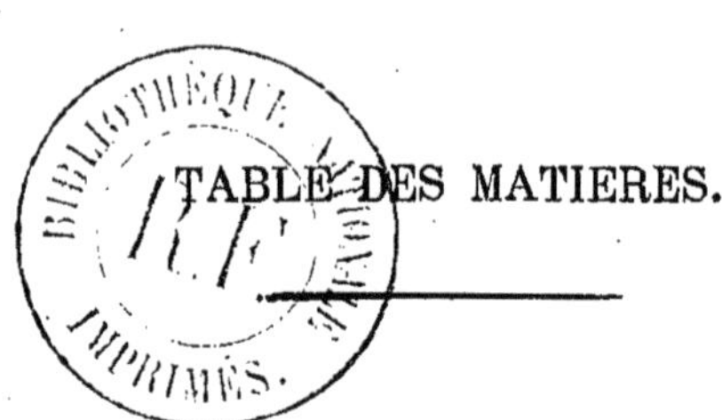

Paris. — A. PARENT, imprimeur de la Faculté de Médecine, rue M.-le-Prince, 29-31.